Der Gerstengrassaft

- Ganzheitlicher Power-Drink für Gesundheit,

Anti-Aging und Lebensenergie -

von

Michael Iatroudakis

Bibliografische Informationen der Deutschen Nationalbibliothek: Die Deutsche Nationalbibliothek verzeichnet diese Publikation in der Deutschen Nationalbibliografie; detaillierte bibliografische Daten sind im Internet über dnb.d-nb.de abrufbar.

Cover-Gestaltung: Michael Iatroudakis

Kontakt über: www.my-kindle-ebooks.de

Fotos: www.fotolia.de /www.shutterstock.de

Herstellung und Druck:
Siehe Eindruck auf der letzten Seite

ISBN-13: 978-1495438288
ISBN-10: 1495438287

Hinweis:

Diese Publikation wurde nach bestem Wissen recherchiert und erstellt. Verlag und Autor können jedoch keinerlei Haftung für Ideen, Konzepte, Empfehlungen und Sachverhalte übernehmen.

Die publizierten Tipps und Ratschläge sind als Hilfen zu verstehen, um jeweils zu eigenen Lösungen zu kommen. Bei offenen Fragen kontaktieren Sie bitte Ihren Hausarzt.

Das Buch ersetzt nicht eine medizinische Behandlung / Therapie oder eine krankheitsbedingte Ernährungstherapie / Beratung. Der Autor und der Verleger können keine absolute Garantie für Ihr persönliches Ergebnis übernehmen. Sie handeln in allen Fällen eigenverantwortlich.

Als Leserin und Leser dieses Buches möchten wir Sie ausdrücklich darauf hinweisen, dass keine Erfolgsgarantien oder Ähnliches gewährleistet werden können. Auch kann keinerlei Verantwortung für jegliche Art von Folgen, die Ihnen oder anderen Lesern im Zusammenhang mit dem Inhalt dieses Buches entstehen, übernommen werden.

Der Leser ist für die aus diesem Buch resultierenden Ideen und Aktionen selbst verantwortlich.

Inhaltsverzeichnis:

Vorwort

Sie halten hier ein Buch in Ihren Händen, das Ihnen helfen soll, ein ganzheitliches Nahrungsergänzungsmittel kenne zu lernen. Gerstengrassaft ist in Deutschland leider immer noch eine Marktlücke und nur wenig bekannt und beachtet. Völlig zu unrecht! Gerstengras kann Ihnen bei der Gewichtsreduzierung helfen, verjüngt Ihre Haut und reinigt Ihren Körper. Es stärkt sie sowohl physisch als auch psychisch, denn nur ein gesunder und starker Geist kann einen stressigen und belastenden Alltag bestreiten.

Auch stelle ich Ihnen einige Menschen und ihre Erfahrungen sowie Forschungsergebnisse vor, die sie mit dem Powerelixier Gerstengras gesammelt haben.

In diesem Buch möchte ich Ihnen etwas über das Gerstengras erzählen und im Anschluss gebe ich Ihnen einige Rezepte an die Hand, damit Sie Ihre Ernährung mit Gerstengras abwechslungsreich und ausgewogen gestalten können. Auch erkläre ich Ihnen, wie Sie Gerstengras zu Hause anbauen und ernten können.

Gerstengras enthält so viele Nährstoffe, Vitamine und Enzyme, die wir in unserer heutigen Zeit dringend benötigen. Hohe Umweltbelastungen, Stress und eine unausgewogene Ernährung stellt für unseren Körper eine große Herausforderung da und lässt ihn schneller altern. Wenn wir unsere Ernährung aber bewusster gestalten und die natürlichen Kräfte des Gerstengrases für uns nutzen, dann können wir effektiv unsere Vitalstofflücken füllen und tragen so auch zur Prophylaxe etwaiger Erkrankungen bei.

Entdecken Sie nun mit mir gemeinsam die vielfältigen Heilkräfte des Gerstengrases und benutzen Sie Ihr Wissen dann um Ihren Körper zu stärken und zu verjüngen. Sie werden schnell merken, dass wenn Sie Ihre Ernährung mit Hilfe des Gerstengrassaftes optimieren, Sie körperlich vitaler und mental gestärkter werden.

Geschichte und Entdeckung der Gerste

„Gerste, das heilige Geschenk der Götter" (Ägypten)

Schon in der grauen Vorzeit wurde Getreide gedörrt und geröstet. Man fand sogar geröstete Gerste aus der Eiszeit, der Alt- und Jungsteinzeit. Auch die Ägypter und Griechen haben Getreide angebaut und geröstet. In Tibet wächst sie in bis zu 4400 m Höhe und sogar in der Sahara wird sie angebaut. In China gehörte die Gerste zu einer der fünf heiligsten Pflanzen, die der Kaiser selbst aussäte.

Gerste ist das älteste Süßgras der Welt und das älteste Getreide, das angebaut wurde. Die Gerste stammt aus Vorderasien. Sie wird bis zu einem Meter hoch und hat gerade, lange Blätter. Der „North Dakota Barley Council" konnte die Ursprünge der Gerste sogar bis 18 000 Jahre vor Christi zurück verfolgen!

In Babylon war Gerste ein Standardzahlungsmittel und viel Wert. Gerste war 5000 Jahre vor Christi neben Weizen das Grundnahrungsmittel der Ägypter.

In China wurde die Gerste sogar als Symbol der männlichen Potenz betrachtet. Das lag daran, dass die Gerstenähren „Bärte" (also Haare) tragen und viele Samen besitzen. Die römischen Gladiatoren wurden „Hordearli", also Gerstenesser genannt. Sie traten sogar in den Streik, als im Krieg die Gerstenration gekürzt werden sollte. Ich finde, dass dies ein sehr eindrucksvoller geschichtlicher Fakt ist, immerhin benötigten Gladiatoren einen gesunden und starken Körper sowie einen gefestigten Geist.

Bereits tausend Jahre vor Christi ernährten sich die Seeanwohner der Schweizer Alpen von Gerste.

Schweres Brot aus Gerste und Roggen wurde im Mittelalter von den einfachen Leuten und den Bauern verspeist. Der anspruchsvollere Weizen wurde nur vereinzelt angebaut und war, wie vieles anderes auch, den Adligen vorbehalten. Der Weizen verdrängte bald die Gerste. Heutzutage gibt es mittlerweile zahlreiche Sorten von Gersten. Gerste gilt als gehaltsvolles Nahrungsmittel und findet meist in Form von Mehl, Grütze, Flocken und glasierten Körnern Verwendung. Aber auch die Verwendung als Getränk ist auf die vorgeschichtliche Zeit datiert.

Gerste wird heute in erster Linie als Pferdefutter sowie in Verbindung mit Hopfen zur Bierherstellung angebaut.

Gerstengras ist aber, im Vergleich zum Gerstenkorn, ein viel heilkräftigeres und potenteres Lebensmittel. Man vermutet, dass nicht nur Weizengras sondern auch Gerstengras den Essenern zu Zeiten Jesu bekannt war. Im Alten Testament wird von König Nebuchadnezzar (630 bis 562 v.Chr.) berichtet, der behauptet, sieben Tage nur von Gras gelebt zu haben. Er könne dadurch wieder klar denken und sein Königreich besser regieren.

Auch von den alten Kulturen im Orient und dem mittleren Osten ist überliefert, dass sie die jungen Gräser von Weizen und Gerste aßen. Und die Ägypter des Altertums waren sogar schon soweit, dass sie Gerstengras und Alfalfa als Nahrungsergänzungs- und Kräftigungsmittel kannten.

Die Indianer Nordamerikas nutzten Gerstengras sogar innerlich und äußerlich zur Heilung. Die keltischen Druiden in Schottland, Irland und Nordfrankreich haben, neben dem Weizengrassaft, Gerstengrassaft zur Wundheilung und als „Zaubertrank" zur Stärkung vor Kriegszügen eingesetzt. Unter Kaiser Ming im Mittelalter Chinas wurden Getreidegräser als Blutreinigungs- und Stärkungsmittel verwendet.

Phaeton- Erwachen aus der Zeit
Wandlung geschieht,
Verborgenes greift
nach dir,
Macht will sich verstecken
vor der Umkehr.
Feuer birst,
Tag gleißt,
Licht spricht dich los.

Humus entsteht,
leuchtet deinen neuen Weg.
Göttin der Dunkelheit entbindet,
befreit ihre Kinder,
sammelt ein auf Erden,
was Ihr ist,
neue Wege geht,
neue Macht birgt
im Dämmern neuen Morgens.

Verbrannt war die Erde
durch den Sturz des Lichts einst,
neu wird Zartheit
und Liebe.
Gras wieder wächst,
läutet ein neues Zeitalter ein,
siegt
im Himmel
wie auf Erden.

(Monika Helmke-Hausen)

Gerstengrassaft spirituell betrachtet

Jesus kannte und schätzte die Heilkraft der Getreidegräser. So gibt es eine Geschichte, in der Jesus seine Jünger unter einen Baum zusammen ruft. In seinen Händen hält er einen Topf mit Weizengras. „Und das zarte Gras in dem Topf strahlte Leben aus, so wie auch das Gras und die Pflanzen, die die Hügel bis in die weit entfernten Felder und noch jenseits davon bedeckten." Jesus strich sanft über das Gras, „so sanft, wie er den Kopf eines kleinen Kindes berühren würde." Weiter wird berichtet: „Aber von allen Dingen ist das kostbarste Geschenk eurer Erdenmutter das Gras unter euren Füßen, sogar jenes Gras, auf das ihr gedankenlos tretet …. Wahrlich, ich sage euch, das bescheidene Gras ist mehr als Nahrung für den Menschen und das Tier." Jesus spricht auch von „Geheimnissen", die im Gras verborgen sein sollen.

Jesus beschreibt den Prozess, wie aus Körnern Getreidegras wird, in dem der Wasser-Engel und der Luft-Engel das Korn umarmen und der Sonnen-Engel erweckt das Leben darin. So werden Sprösslinge und Wurzeln in jedem Samenkorn geboren. Nachdem die Sonne viermal aufgegangen war, war aus den Körnern Gras geworden. „Und wahrlich, ich sage euch, es gibt kein größeres Wunder als dieses."

Im Anschluss erklärt Jesus seinen Jüngern, dass in dem Gras der heilige Strom des Lebens fließt. Der heilige Strom hat die gesamte Schöpfung hervorgebracht hat, ist sichtbar und fühlbar: „…. der Treffpunkt der Erdenmutter und des Himmelvaters". In dem Grün des Grases und der anderen

Pflanzen vermutete Jesus die Kraft der Pflanzen. Jesus war von hellen Licht der Sonne geblendet: „Verwandelt der Engel der Sonne all sein Leben in grüne Farbe, auf dass der Menschensohn auf die vielen und verschiedenen Schattierungen des Grüns schaue und darin Kraft und Tröstung finde." Das in den Halmen befindliche Wasser bezeichnete Jesus als „Wasser des Lebens" und „das Blut der Erdenmutter".

Jedes Getreidekorn, das es schaffte, dem Himmel entgegen zu wachsen, bezeichnete Jesus als „ein Sieg über den Tod, wo Satan herrscht. Denn das Leben beginnt immer wieder neu." Er erzählte, dass der Lebens-Engel durch die Grashalme in den Körper des Sohnes des Lichtes fließe und schüttelt ihn mit seiner Kraft. „Denn das Gras ist Leben, und der Sohn des Lichtes ist Leben, und Leben fließt zwischen dem Sohn des Lichtes und den Grashalmen und bildet eine Brücke für den heiligen Strom des Lichtes, der der ganzen Schöpfung Leben gab."

Jesus lud seine Jünger zu einer Meditation mit Getreidegras ein. Sie sollten ihre Augen schließen und das Gras leicht berühren. Zuerst erfüllte der Freude-Engel ihre Körper mit Musik. „Wenn der Sohn des Menschen keine Freude in seinem Herzen verspürt, arbeitet er für den Satan …." Auch der Liebes-Engel sei in den Grashalmen „denn Liebe ist im Leben und groß ist die Liebe, die den Söhnen des Lichtes durch die zarten Grashalme gegeben wurde." Jesus sagt, dass wenn man die Grashalme liebevoll berühre, dass die Grashalme die Liebe erwidern und einen zum Strom des Lebens begleiten. Der Weisheits-Engel bestimmte das Sakrament der Söhne des Lichtes mit dem

Strom des Lebens durch die zierlichen Grashalme und Frieden sei das Geschenk des Stromes des Lebens an die Söhne des Lichtes. „Deshalb sollt ihr euch immer begrüßen mit ´Frieden sei mit dir´, so wie das Gras euren Körper mit dem Kuss des Friedens begrüßt".

Jesus gab seinen Jüngern auch eine genaue Anleitung für den richtigen Verzehr des Grases: „Kaut die Halme gut, denn der Sohn des Menschen hat andere Zähne als die Tiere, und nur wenn wir gut kauen, kann der Engel des Wassers in unser Blut eintreten und uns Kraft geben. Esst denn, o Söhne des Lichts, von diesem vollkommenen Kraut auf der Tafel unserer Erdenmutter, auf dass eure Tage auf dieser Erde lange währen mögen, denn dies ist den Augen Gottes wohlgefällig." Jeden Tag sollten sich die Jünger um kleine Töpfe versammeln, die selbst angebautes Getreidegras enthielten. „Frohen Herzens mit den Engeln, auf dass sie euch zum heiligen Strom des Lebens geleiten ….." Aufgabe der Jünger war es, den Söhnen der Menschen eine Botschaft der Wahrheit und des Lichtes zu vermitteln. „Lieben heißt, immer neu zu lernen".

Dr. Swope ist eine bibelfeste Ärztin, die in ihrem Buch „The Spiritual Roots of Barley" über die spirituellen Wurzeln der Gerste schreibt. Sie nimmt an, dass die körperliche und die spirituelle Gesundheit auf einer tiefen Ebene miteinander verbunden sind. Und auch, dass Gerstengras dabei eine ganz besondere Rolle spielt. Sie sieht in der Gerste „den aufregendsten Strahl von Hoffnung hinsichtlich Ernährung für ein überfüttertes, aber unterernährtes Amerika". Sie empfiehlt allen Menschen täglich ausreichend getrocknetes Gerstengras zu sich zu nehmen.

So wird das Energieniveau und die Gesundheit auf der zellulären Ebene verbessert.

Anhand der folgenden zwei Zitaten möchte ich Ihnen die Möglichkeit geben, sich selbst ein Bild zu machen, ob Gerstengras ein von Gott extra an uns gegebenes Lebensmittel ist:

„Und Gott sprach: Lass die Erde Gras hervorbringen ......“ (1. Genesis, Vers 11-12)

„Und Gott sprach, ich habe euch alle Kräuter gegeben, die Saat hervorbringen ....“ (Gott spricht hier direkt zu Adam und Eva) (Genesis 1,29)

Dr. Swope geht sogar soweit, dass sie sagt: „Was Jesus für den Geist, ist Gerste für unseren Körper“. Sie sieht die Gerste als Symbol für neues Leben, Vollkommenheit und natürlich Kraft. Außerdem sagt sie, dass Gerste ein wichtiger Teil des Ernährungsplanes von Gott für uns ist.

Ich denke, dass die Ansichten von Dr. Swope sicherlich gewagt sind. Ich denke aber auch, dass sie sehr inspirierend sind und es sich lohnt, einmal in Ruhe darüber nachzudenken. Vielleicht können wir so unseren Körper zu einem „Hause Gottes“ machen.

Das Blut der Pflanzen

Chlorophyll ist der grüne Farbstoff der Pflanzen. Er besteht aus zwei Bestandteilen: dem blaugrünen Chlorophyll vom Typ A und dem gelbgrünen Chlorophyll vom Typ B in einem Mengenverhältnis von circa drei zu eins. Dies fand der deutsche Chemiker Richard Willstätter (1872 bis 1942) heraus. 1935 erhielt er für seine Forschungsergebnisse den Nobelpreis für Chemie.

„Chlorophyll wird im kommenden erleuchteten Zeitalter das Hauptprotein sein. Im frisch zubereiteten Getränk enthält es kondensierten Sonnenschein und den für die Wiederbelebung des Körpers erforderlichen elektrischen Strom, und es wird Teile des Gehirns erschließen, von denen der Mensch heute noch nichts weiß." (Ann Wigmore)

Die oben genannten Chlorophyllarten sind mit dem roten Blutfarbstoff Hämin verwandt. Der Unterschied ist, dass Chlorophyll Magnesium und das Häminmolekül Eisen als Atomkern enthält. Dr. Hagiwara: „Chlorophyll und Blut scheinen ihrer chemischen Struktur nach Zwillinge zu sein." Hämin verbindet sich mit dem Protein Globin. Hieraus entsteht das Hämoglobin, das in den roten Blutkörperchen vorkommt und auch als Blutfarbstoff bezeichnet wird.

Man betrachtet das Chlorophyll als blutbildendes Element in der Natur für alle Pflanzenfresser und Menschen. Chlorophyll wird in der Pflanze als gespeicherte Sonnenenergie für neue organische Synthesen gebraucht. Halima Neumann: „Chlorophyll ist die einzige Substanz, welche die gespeicherte Sonnenenergie über die Ernährung an die menschlichen Zellen weitergeben kann.“ Das „grüne Blut“ der Pflanzen werden im menschlichen Körper zu rotem Blut umgewandelt schreiben Dr. Hagiwara und Dr. Swope. „Die Flüssigkeit in den grünen Blättern stellt das Blut der Gräser und Bäume dar.“ So kommt es, dass Chlorophyll sowohl bei Menschen als auch bei Tieren mit Blutarmut ebenso schnell hilft wie Eisen. Aber nicht nur Chlorophyll ist wichtig für die Blutbildung und Erhaltung gesunden Blutes, sondern auch Vitamin C, B 12, K, A, Folsäure und Pyridoxin. Alles befindet sich im Gerstengras.

Ohne diesen grünen Pflanzenfarbstoff gäbe es kein Leben auf der Erde. Es wäre nämlich keine Nahrung zum Essen und kein Sauerstoff zum Atmen vorhanden.

Gelangen chlorophyllhaltige Säfte in den menschlichen Organismus, wird Magnesium freigesetzt und Eisen gebildet. Etwa 60% der Frauen leiden unter Anämie (Blutarmut). Grünsäfte und grünes Gemüse, wie etwa Wildkräuter, sind daher eine optimale Möglichkeit zur Prophylaxe und Heilung der Blutarmut. Magnesium stärkt zudem Ihr Nervensystem und Ihr Muskelgewebe. Es ist das wichtigste Mineral, um ein gesundes Herz und eine gesunde Atmungsaktivität bis ins hohe Alter zu erhalten.

„Wenn Chlorophyll zu patentieren wäre, wäre es nach meiner Auffassung das meist verwendete Produkt der im medizinischen Bereich Tätigen.“ (Dr. Swope, Ärztin)

Durch chlorophyllhaltige Nahrung werden unsere Zellen mit mehr Sauerstoff versorgt, da Hämoglobin Teil des Blutes ist, der den Sauerstoff transportiert. Das führt zu einer Beschleunigung der Zellteilung, einer Optimierung des Stoffwechselprozesses und zu einer besseren Durchblutung der Gehirnzellen, was sie wiederum leistungsfähiger macht. Bei Verletzungen oder Verbrennungen hilft das Chlorophyll dem menschlichen Körper bei seinen notwendigen „Reparaturarbeiten". Es gibt kein Organ, das nicht von den grünen Farbpigmenten gestärkt und harmonisiert wird.

Die Chlorophyllhaltige Pflanzennahrung enthält sehr viel Kalzium, dass der menschliche Körper nur in Verbindung mit Magnesium verwerten kann. Dieser Verbund ist wichtig für die Stärkung der Knochen, des Knorpels und des Stützgewebes. Auch Osteoporose wird vorgebeugt. Durch die Fülle an Enzymen, die in chlorophyllhaltigen Grünsäften enthalten sind, wird die Darmflora regeneriert. Ebenso werden die Verdauungsorgane und das gesamte endokrine hormonproduzierende Drüsensystem gestärkt.

Mit Hilfe des Gerstengrassaftes- oder Pulvers werden unsere Abwehrkräfte angekurbelt, was uns gegenüber Infektionskrankheiten wappnet. Diese Tatsache hat für uns Menschen eine besondere Bedeutung, da in unserer Zeit Bakterienstämme immer resistenter gegenüber Antibiotika werden.

Ein weiterer wichtiger Punkt der Vorteile von Chlorophyll ist die globale Stärkung unserer Selbstheilungskräfte. Dr. Hagiwara: „Eine Substanz [Gerstengrasextrakt], die gegen

Fettleibigkeit und Ekzeme sowie gegen Herzkrankheiten und Krebs wirksam ist, ist entweder ein unglaubliches „Wundermittel“, oder absolut kein Medikament, sondern etwas, dass das wahre heilende Wunder fördert, nämlich die Fähigkeit des Körpers, sich selbst zu heilen“. Die Enzymkomplexe wirken antioxidativ, das bedeutet, dass sie aggressive Sauerstoffmoleküle („freie Radikale“) bekämpfen und so die Zelldegeneration- und Alterung sowie das Entstehen von chronischen Krankheiten wie zum Beispiel Krebs verhindern.

Außerdem schützen grüne Grassäfte sogar nachweislich vor radioaktiven Strahlenschäden wie zum Beispiel Röntgenstrahlen.

All die genannten positiven Wirkungen des Chlorophylls treten allerdings nur ein, wenn das Chlorophyll regelmäßig und täglich zugeführt wird. Zudem dürfen die Enzyme, Vitamine und Mineralstoffe nicht durch Erhitzung zerstört oder dezimiert werden.

„Suchst Du das Höchste, das Größte? Die Pflanze kann es Dich lehren! Was sie willenlos ist- sei Du es wollend! Das ist´s!“ (Friedrich Schiller)

Gerstengrassaft- Inhaltsstoffe und ihre Bedeutung

Gerstengras ist ein vollwertiges Nahrungsmittel mit allen Mineralien, Enzymen, Vitaminen und alle wichtigen Aminosäuren. Nur Vitamin D ist in Gerstengras nicht enthalten, dies bildet der Körper bei genügend Sonnenlicht selbst. Im Vergleich zu anderen Grünpflanzen hat Gerstengras den höchsten Gehalt an Chlorophyll. Zudem ist die ausgewogene Zusammensetzung genau auf die Bedürfnisse des menschlichen Körpers abgestimmt! So stellt das Gerstengras das ideale Nährungsergänzungsmittel für uns da. Dr. H. E. Kirschner: „Es gibt absolut keinen Ersatz für grüne Nahrungsmittel in unserer Ernährung. Wenn Sie sich dieser ´Sonnenlicht-Energie-Nahrung´ verweigern, berauben Sie sich zu einem hohen Grad eines ganz besonderen Lebenselixiers."

Gerstengrassaft liefert Ihnen doppelt so viel Kalzium wie Milch, doppelt so viel Kalzium und Kalium wie Weizengras, etwa 30x mehr von allen B-Vitaminen wie Milch, das wichtige B 12- Vitamin, Beta-Karotin und 7x so viel Vitamin C wie die entsprechende Gewichtsmenge Orangen, 5x so viel Eisen wie Spinat und große Mengen der wichtigen Mineralstoffen Magnesium, Kalium, Kupfer und Zink. Halima Neumann: „Diese Nährstoffprofil kann keine tierische Nahrung bieten."

Die im Gerstengrassaft enthaltenen Isoflavonoide haben eine ähnliche Wirkung wie einige körpereigene Östrogene. Diese sind besonders in der Prophylaxe von Osteoporose wichtig. Sie halten das Kalzium zurück und begünstigen die Ablagerung in den Knochen. Zudem fördern sie die Regeneration der Haut.

Die enthaltenen essentiellen Fettsäuren wie zum Beispiel Linol- und Linolensäure nehmen an der Produktion von Prostaglandinen, einer hormonähnlichen Substanz, teil und beschleunigen das Zellwachstum. Ebenfalls verbessern sie den Hautzustand und unterstützen die Funktion der Leber. Auch stimulieren sie die Tätigkeit der endokrinen Drüsen und stärken das Nervensystem. Gerstengras besteht etwas zu 50% aus Linolensäure, zu 20% aus Palmitinsäure und zu 9% aus Linolsäure.

Dr. Hagiwara empfiehlt als Nahrungsergänzung zwei- bis dreimal täglich eine Dosis von 1 Gramm Gerstengraspulver bei Säuglingen, 2 g bis 6 g (entspricht circa 1-2 Teelöffeln) bei Schulkindern und Erwachsenen. Bei Menschen mit Krankheitssymptomen oder einer Neigung zur Übersäuerung empfiehlt er die doppelte Menge. Dr. Hagiwara: „Der Grüne Gerstenextrakt kann ein Gegenmittel gegen die sich immer weiter verschlechternde Ernährung der Fast Food Kultur sein, weil er ein ganz natürliches Fast Food ist und trotzdem einen höheren Gehalt an den fünf lebenswichtigen Nährstoffen (Mineralien, Vitamine, Proteine, Chlorophyll und Enzyme) als jedes andere natürliche Lebensmittel aufweist.“

Dr. Swope empfiehlt Gerstengraspulver sogar als alleiniges Nahrungsergänzungsmittel, da sie sagt, dass hier alle vom Körper benötigten Stoffe in einer optimalen Zusammensetzung enthalten sind.

„Der Saft aus Getreidegräsern ist eines der ältesten Heilmittel der Menschheit und enthält alle Substanzen in ausgewogener Konzentration, die wir zum Leben brauchen."
(Halima Neumann in „Grüne Lebensenergie- Heilkraft aus dem Schoß der Erde")

Anwendungsgebiete für Gerstengras

In diesem Kapitel möchte ich Ihnen einige Anwendungsgebiete für Gerstengras aufzählen, wobei ich mich auf Erkrankungen des Menschen beschränke. Ich erhebe aber keinen Anspruch auf Vollständigkeit. Dr. Hagiwara fand heraus, dass Gerstengrassaft hunderte (und das ist wörtlich gemeint) Beschwerden und Gesundheitsprobleme heilen oder lindern kann, auch solche, die auf herkömmliche Therapien nicht angesprochen haben. Der Vorteil von Gerstengrassaft ist die Aktivierung unserer Selbstheilungskräfte und die Kräftigung und Stärkung unseres Immunsystems. Daher eignet sich Gerstengras auch, beziehungsweise besonders, zur Gesundheitsprophylaxe.

Alkoholismus

Der ständige Konsum von Alkohol zerstört auf Dauer die Leber. Hier können die Grassäfte mit ihrer Fülle an Mineralsalzen und Chlorophyll dafür sorgen, dass die Leber sich wieder regeneriert. So kann ein Teil des angerichteten Schadens wieder gut gemacht werden. Zudem bekommen ehemalige Alkoholiker wieder neuen Lebensmut und ihr Gedächtnis verbessert sich.

Drogenabhängigkeit

Ann Wigmore machte mit Weizen- und Gerstengrassaft gute Erfahrungen, wenn sie drogenabhängige Menschen behandelte. Der hohe Anteil an Kalzium, Magnesium, Phosphor und Kalium helfen dem Körper, Drogenrückstände aus den Organen sowie aus dem Muskel- und

Bindegewebe zu spülen. Zudem sorgen die zugeführten Mineralstoffe für einen ausgeglichenen Säure-Base-Haushalt, was zu einer psychischen Ausgeglichenheit und Stabilisierung führt und besonders wichtig ist im Kampf gegen die Abhängigkeit. Auch Raucher berichten über die positive Wirkung von Gerstengrassaft sowie über ein schnelles Ende der Sucht.

Azidose

Unter einer Azidose versteht man eine Übersäuerung. Eine Übersäuerung führt dazu, dass Organe und Gewebe angegriffen werden. Gerstengras ist eines der basenüberschüssigsten Lebensmittel, die wir kennen. Sie alkalisieren den Organismus und neutralisieren so Säuren. Dies führt zu einer Revitalisierung der Organe und des Gewebes, was wiederum für eine dauerhafte Verjüngung, auch von Haut und Haaren, bewirkt. Zudem ist ein ausgeglichener Säurehaushalt wichtig für unser psychisches Gleichgewicht. Gerstengrassaft eignet sich auch hervorragend zur Einnahme gegen Sodbrennen.

Diabetes

Gerstengrassaft sorgt bei regelmäßiger Einnahme zu einer Normalisierung des Blutzuckerspiegels. Ebenfalls gute Erfahrungen wurden mit Afa-Algen-Pulver gemacht. Die Normalisierung des Blutzuckerspiegels wird auf die schnell verfügbaren Nährstoffe aus Mucopolysaccariden sowie die Wirkung der Spurenelemente Mangan, Zink und Chrom. Mangan und Zink sind wichtig für die Insulinspeicherung, der Wundheilung und der Stärkung des Immunsystems.

Chrom hingegen ist bedeutsam für den Kohlenhydratstoffwechsel. Die Tätigkeit der Bauchspeicheldrüse wird durch den hohen Anteil an Enzymkomplexen im Gerstengras angeregt. Zudem wurde festgestellt, dass Menschen, die an Diabetes leiden, ein Mangel an allen B-Vitaminen, Vitamin C und Vitamin A sowie an Selen vorweisen. Als dies ist reichlich in Gerstengrassaft enthalten.

Gewichtsprobleme, Übergewicht

Gerstengrassaft enthält einen Enzymkomplex, der die fettspaltenden Enzyme im Körper aktiviert. Zudem trägt der Anteil von cholesterinsenkender Gamma-Linolensäure uns essentieller Linolsäure zum Abbau überschüssigen Fettes bei. Die Beschleunigung des Lipidstoffwechsels wird durch den Gerstengrassaft beschleunigt, was Ihnen wiederum die Gewichtskontrolle erleichtert. Glutaminsäure und Phenylalanin dämpfen Ihr Hungergefühl. Durch das Nährstoffprofil des Gerstengrases sättigt für Stunden. Zwei Esslöffel Gerstengraspulver ersetzen eine vollwertige Mahlzeit.

Infektionen

Das im Gerstengrassaft enthaltene Chlorophyll eignet sich gut zur Vorbeugung und zum Auskurieren von Infektionskrankheiten jeder Art. Das enthaltene Vitamin C und Betakarotin aktivieren und stimulieren das Immunsystem.

Mangel- und Fehlernährung

In unserer heutigen Zeit kann man sagen, dass wir an „vollen Töpfen verhungern". Wir essen zu viele „leere" Kalorien, Fett und tierisches Eiweiß, aber zu wenig Vitalstoffe, die wir zum Beispiel in Obst und Gemüse finden würden. Durch diese unausgeglichene Ernährung sind Vitalstofflücken vorprogrammiert. Dabei brauchen wir besonders jetzt viel mehr Vitamine. Smog, Lärm, Stress- um diesen Belastungen optimal begegnen zu können, brauchen einen gesunden Körper und einen ausgeglichenen Geist. Daher sollten wir neben einer bewussten Ernährung mit viel Obst und Gemüse unserem Körper zusätzliche Stärkung mit Gerstengrassaft verschaffen. Ein angenehmer Nebeneffekt: Sie beugen mit Gerstengrassaft nicht nur Krankheiten, sondern auch verfrühten Alterserscheinungen vor.

Müdigkeit und Erschöpfung

Viele Menschen begehen den Fehler sich bei Müdigkeit mit Süßigkeiten oder mit koffeinhaltigen Getränken aufputschen zu wollen. Mit dieser Methode setzen sie aber die „Zuckerschaukel" in Gang was zur Folge hat, dass sie sich nach kurzer Zeit noch müder fühlen als vorher. Eine gesunde Alternative ist auch hier der Gerstengrassaft. Die Fülle an enthaltenen Vitaminen, Mineralien und Enzyme sind die ideale Nahrung für Ihr Gehirn und aktivieren die Leber, die Ihren Körper mit Energie versorgt.

Wenn Sie immerzu müde sind, dann ist das kein normaler Zustand und oft auf ungesunde Ernährung zurückzuführen. Mit Gerstengrassaft können Sie innerhalb von 2 Tagen ein hohes Energieniveau erreichen, da Gerstengras in der Lage ist Mangelerscheinungen auszugleichen und

Schlacken zu entfernen, die Ihr Blut, Ihr Gewebe und Ihre Organe eventuell belasten.

Mundgeruch

Die antibakteriell wirkenden Enzyme und das Chlorophyll im Gerstengrassaft binden den Mundgeruch und deodoriert. Wenn Sie unter Mundgeruch leiden, dann sollten Sie eine Gerstengras-Therapie machen, da Mundgeruch meist von nicht verdauter Nahrung im Magen herrührt.

Osteoporose

Durch das enthaltene Kalzium eignet sich Gerstengrassaft auch als wirksame Osteoporose-Prophylaxe. Durch das ausgewogene Verhältnis von Vitamin C, Proteinen und Magnesium wird die Regeneration des Gewebes, des Skelettes und der Knorpel gewährleistet.

Stress

Viele Menschen dekompensieren in stressigen Situationen, da ihr Körper dieser Belastung einfach nicht gewachsen ist. Gerstengras hilft Ihnen auch in stressigen Situationen gelassen zu reagieren. Durch die hohe Nährstoffdichte wird Ihr Körper physisch und psychisch stabilisiert. Das wiederum hilft, stressige Situationen zu meistern. Zudem werden ausgeschiedene Vitamine und Mineralien schneller wieder aufgefüllt, wenn Sie regelmäßig Gerstengrassaft zu sich nehmen und so einer Übersäuerung vorbeugen.

Verdauungsprobleme

Erschöpfte Verdauungsdrüsen werden durch die Enzyme im Gerstengrassaft angeregt. So wird die Nahrungsverwertung auf natürliche Weise optimiert. Verstopfungen und unangenehme Gerüche bei Blähungen werden ebenfalls beseitigt. Zudem fördert Gerstengrassaft die körpereigene B12-Bildung und die Regeneration der Darmflora.

Zahnfleischentzündungen

Hier empfehle ich Ihnen den Gerstengrassaft zu gurgeln oder ein Büschel Gerstengras langsam auszukauen. Die im Gerstengras enthaltenen Enzyme wirken antibakteriell und entzündungshemmend.

Gerstengrassaft- ein Jungbrunnen

Gerstengrassaft kann Ihnen natürlich nicht zur Unsterblichkeit verhelfen. Aber es kann Ihnen helfen, alternde Zellen wieder zu verjüngen, den Alterungsprozess zu verlangsamen und Ihnen das Gefühl geben, vitaler und lebendiger zu sein. Die im Gerstengrassaft enthaltenen Enzyme verbessern Ihr Blutbild und das enthaltene Chlorophyll entgiftet den Körper in dem es Schleim, kristallisierte Säuren und andere Schlacken ausscheiden lässt. Zudem fördert es die Verdauung. Die Getreidegrassäfte versorgen unterernährte Körperzellen mit ihrem ausgewogenen Nährstoffprofil mit allen essentiellen Aminosäuren, Vitaminen und Mineralien. So wird auch de Zellteilungsrate angeregt.

Zusätzlich ist Gerstengras die reichste natürliche SOD-Quelle. SOD steht für Superoxid-Dismutase, ein seltenes Enzym. SOD verlangsamt den Alterungsprozess von Körperzellen, auch im Gehirn und als potentes Antioxidans zerstört es freie Radikale und sorgt somit für Langlebigkeit. SOD ist auch ein krebshemmendes Enzym.

Die im Gerstengras enthaltene Glutaminsäure verbessert das Kurz- und Langzeitgedächtnis. Zudem erhöht es die Reaktionsgeschwindigkeit und verbessert Ihr Lernvermögen. Die Glutaminsäure wirkt auch als Alzheimerprophylaxe und in Gerstengraspulver ist davon reichlich vorhanden: 10 g enthalten etwa 250 g Glutaminsäure.

Gerstengras enthält auch das Wachstums-Hormon Tryptophan. Hierbei handelt es sich um eine Aminosäure, die

die Bildung neuer Körperzellen stimuliert. Die enthaltenen Stoffe im Gerstengras sind sogar in der Lage, das Wachstum von Krebszellen zu stoppen. Außerdem setzen die enthaltenen Stoffe den Körper in die Lage, Gifte, die sich sonst ständig weiter ansammeln würden und so zu chronischen Krankheiten und vorzeitigen Altern führen würden, auszuscheiden.

„Leblose Zellen ergeben leblose Menschen, und ich bin sicher: `Tote Nahrung´ ergibt ´tote´ Menschen.“ (Dr. Swope in „Green Leaves of Baley“)

Anbau von Gerstengras zu Hause

Tatsächlich ist es ganz einfach, Gersten- oder Weizengras zu Hause zu ziehen. Sie brauchen dafür keimfähiges Saatgut. Diese bekommen Sie im Reformhaus der im Naturkostladen.

Sie sollte das Getreide nicht im Bio-Snacky keimen lassen, da hier die mangelnde Lüftung ein Problem darstellt. Am besten eignet sich ein 1-Liter-Gurkenglas. Zudem benötigen Sie Gaze, ein grobmaschiger, luftdurchlässiger Baumwollstoff und einen Einmachring zum Fixieren.

Für ein Gurkenglas benötigen Sie vier gehäufte Esslöffel Körner. Bedecken Sie das Korn mit Wasser und lassen Sie es 12 Stunden einweichen. Nach Ablauf der 12 Stunden spülen Sie das Korn gut unter fließendem Wasser durch. Gießen Sie das alte Wasser in dem Gurkenglas ab, füllen Sie es mit neuem Wasser auf und gießen ab.

Stellen Sie das Gurkenglas nun schräg zum Fenster auf. Das Ende des Glases steht auf einem Küchenbrett, so dass die Körner gut belüftet werden. Wiederholen Sie diesen Vorgang zweimal, morgens und abends.

Nach 2 bis 3 Tagen beginnt das Getreide zu keimen und die zarten Wurzeln werden sichtbar. Nun können Sie das Getreide auspflanzen. Spülen Sie die Körner nochmal gut durch und legen Sie sie dicht an dicht, aber nicht übereinander, auf ein Tablett, eine Schale, ein Backblech oder ähnliches, das mit Öko-Erde oder Komposterde mindestens 5 Zentimeter hoch gefüllt ist. Drücken Sie die Körner leicht an und besprühen Sie diese mit Wasser.

Halten Sie die Saat für 3 bis 4 Tage dunkel, damit sich die Wurzeln gut entwickeln können und so kräftige Pflanzen entstehen. Nach Ablauf der 3 bis 4 Tage setzen Sie die kleinen Gerstenpflanzen dem Sonnenlicht aus, damit sich das Chlorophyll bilden kann.

Halten Sie die Körner ein- bis zweimal am Tage mit Sprühen von Wasser feucht. Wenn Sie dann zu Gras geworden sind, dann können Sie sie auch vorsichtig mit einer Gießkanne gießen. Seien sie aber vorsichtig, denn zu viel Wasser führt zu Schimmelbildung!

Zwei Treibbeete von der Größe eines Backbleches ergeben etwa 2 Pfund Gras. Hieraus können Sie 300 g Saft pressen. Wenn Sie diese Menge erreichen möchten, dann sollten Sie alle zwei Tage zwei Beete bepflanzen.

Die Ernte beginnt zwischen dem siebten und dem vierzehnten Tag. Die Halme sollten dann sieben bis zehn Zentimeter an Höhe erreicht haben. Zu diesem Zeitpunkt enthalten sie nämlich ein Maximum an Enzymen und Nährstoffen. Schneiden Sie die Grashalme einfach kurz oberhalb der Wurzel ab. Die abgeschnittenen Gräser halten im verschlossenen Glas im Kühlschrank für etwa 5 Tage.

Die Grasnarbe wächst wieder zu einer zweiten Ernte heran, wobei diese aber nur noch die Hälfte der Heilkraft und Nährstoffdichte aufweist.

Gerstengrasprodukte

In Japan und den USA ist Gerstengras seit Jahrzehnten ein Verkaufsschlager unter den Nahrungsergänzungsmitteln. In Deutschland ist Gerstengras bis heute eine Marktlücke.

Das Instant-Pulver „Green Magma" lässt sich leicht auflösen und schmeckt leicht süßlich. Die süßliche Note stammt von etwas Maltodextrin und braunen Reis. Maltodextrin ist ein natürliches, komplexes Kohlenhydrat. Dieses Produkt ist auch für Diabetiker geeignet. Zudem enthält es kein Gluten, dass Allergien auslösen kann. Der braune Reis sorgt für eine Erhöhung des Vitamin-B-Spiegels und sorgt für eine festere Konsistenz des grünlichen Pulvers.

Um den Gerstengrassaft leichter verdaulich zu machen, werden fast alle Faserstoffe in „Green Magma" extrahiert. So wird der Gerstengrassaft auch assimiliert was dazu führt, dass die Nährstoffe innerhalb von zwanzig Minuten vom Körper aufgenommen werden. Wenn Sie eine Gerstengrassaft-Fastenkur machen möchten, dann eignet sich „Green Magma" besonders gut, da es keine Ballaststoffe enthält. Sie können „Green Magma" auch in Form von Tabletten erhalten.

Viele Hersteller bieten Gerstengraspulver auch in Form von Lutschtabletten an. Hierfür wird überwiegend gepresstes Gerstengraspulver verwendet. Sie können die Lutschtabletten langsam im Mund zergehen lassen oder hinunter schlucken. Zusätzlich sollten Sie dazu Flüssigkeit zu sich nehmen. Der Geschmack ist leicht bitter, so dass die Lutschtabletten für manche gewöhnungsbedürftig sind. Aber besonders die Bitterstoffe sind wichtig, damit unser Magen, unsere Leber und unsere Galle optimal funktionieren können.

In unserer Zivilisationskost sind sie aber leider nur noch kaum zu finden. Wenn Sie sich nicht an den leicht bitteren Geschmack gewöhnen können, dann können Sie alternativ auch umhüllte Gerstengrasextrakt-Lutschtabletten. Sie eignen sich auch gut für Kinder, da diese einen bitteren Geschmack oft nicht akzeptieren.

Gerstengras vs. Weizengras

Oft werden Gerstengrassaft und die daraus gewonnenen Produkte mit Weizengras gleich gestellt. Es hat sich aber im Laufe der Zeit gezeigt, dass bei manchen Krankheitsbildern Gerstengras Weizengras vorzuziehen ist.

So hat man zum Beispiel festgestellt, dass bei Candida-Patienten die Verwendung von Weizengras kontraindiziert ist. In den Industrieländern leiden circa 30% bis 80% der Menschen an Mykose, darunter vor allem unter dem Befall des Candida albicans. Durch diese Stoffwechselgifte können Pilze unseren Organismus schädigen und schwächen. Die große Gefahr besteht in einer Ausbreitung der Mykosen, die ihren Ursprungsort im Darm haben. Sie können sich aber auch auf innere Organe und das Gehirn ausbreiten. Mykosen werden vor allem durch zuckerhaltige und süße Nahrungsmittel genährt und hierzu zählt auch Weizengras, da es ebenfalls süßlich ist. Candida-Patienten sollten daher unbedingt Weizengrassaft und Weizengraspulver meiden! Hier ist Glukose enthalten, die die optimale Nahrung für die Darmpilze darstellt. Dr. Hagiwara berichtete von zahlreichen Candida-Patienten, die nach kurzer Zeit mit der Einnahme von Gerstengraspulver nachweislich pilzfrei waren.

Halima Neumann fand zudem heraus, dass bei den Krankheitsbildern Azidose, Krebs und Multiple Sklerose fast immer auch eine Pilzüberwucherung vorliegt. Daher sollten Sie, wenn Sie an einen der genannten Erkrankungen leiden, aus Weizengras verzichten und Gerstengras oder auch Afa-Algen vorziehen.

Auch verfügt das Gerstengras über eine höhere Nährstoffdichte als Weizengras. Es enthält doppelt soviel Kalzium und Kalium, was wichtig für einen ausgeglichenen Säure-Basen-Haushalt ist. Zudem enthält Gerstengras viel mehr Chlorophyll, Enzyme und Aminosäuren als Weizengras. Andersherum enthält Gerstengras weniger als die Hälfte an Phosphor. Dieses Element kommt in unserer heutigen Kost übermäßig vor. Halima Neumann macht Phosphor beispielsweise für die Hyperaktivität bei Kindern und Schlafstörungen verantwortlich.

Auch bei der Verträglichkeit von frisch gepressten Weizengrassaft liegt der Gerstengrassaft vorne. Viele Menschen vertragen frischen Weizengrassaft nicht und äußern dann ein Gefühl der Übelkeit. Dass die meisten Menschen Gerstengrassaft besser vertragen und keine Magenprobleme bekommen liegt höchstwahrscheinlich daran, dass durch den Basenüberschuss zu viel Magensäure neutralisiert.

Gerstengras enthält, im Gegensatz zum Weizengras, dass wertvolle und seltene Enzym SOD. Auch enthält Gerstengras das Enzym Katalase, dass unser Immunsystem in seinem Kampf gegen Krebszellen aktiviert. Ebenso sind die Fettsäuren Oxydase und Transhydrogenase in Gerstengras enthalten, die den Abbau von Fetten im menschlichen Körper bewirken. Wenn wir zu wenig von einem dieser beiden Fettsäuren haben, dann neigen wir zu Fetteinlagerungen, Gewichtsproblemen und einem erhöhten Cholesterinspiegel. Dies wiederum erhöht die Gefahr von Arteriosklerose und Thrombosenbildung. Nicht zuletzt wurde ausschließlich im Gerstengras das potente Antioxidans GIV gefunden. Es ist noch wirkungsvoller als Vitamin A oder Betakarotin. Ein weiterer Vorteil von Gerstengras im Gegensatz zu Weizengras ist der enthaltene Enzymkomplex, der nach dermatologischen Studien von Dr. Tatsuo in der Lage ist, Pigmentablagerungen wie zum Beispiel Altersflecken, Melanosen und Hautunreinheiten zu heilen.

Gerstengras enthält im Vergleich zu Weizengras Bitterstoffe, die vor allem der Bauchspeicheldrüse, dem Magen, der Leber und der Galle positiv nutzen.

Wichtige Menschen in der Geschichte des Gerstengrases

In diesem Kapitel möchte ich Ihnen über einige Menschen berichten, die im Zusammenhang mit dem Gerstengras wichtige Entdeckungen gemacht und Erfahrungen gesammelt haben.

Zu einen der ersten Menschen, die die Heilkräfte im Getreidegras entdeckte und sich wissenschaftlich damit beschäftigte, war Dr. Schnabel aus Kansas City. 1928 entdeckte er, dass Hühner, die mit Getreidegräsern gefüttert wurden, viel mehr Eier legten als die Hühner, die ganz normal Hühnerfütter erhielten. So stieg die Produktion der Eier im Winter von 38% auf unfassbare 94%! Aber nicht nur die Quantität sondern auch die Qualität nahm der Eier nahm zu: die Eier bekamen wesentlich härtere Schalen und es entwickelten sich aus ihnen viel gesündere Küken. Zusätzlich stellte er fest, dass die Hühner, die Getreidegräser bekamen, deutlich länger lebten als die anderen.

Dr. Schnabel war begeister und fasziniert zugleich. So zögerte er nicht und stellte einen Auszug aus Getreidegräsern her, den er seiner siebenköpfigen Familie gab. Am 1. Juni 1942 berichtete der „Buffalo Courier Express“ über Dr. Schnabel und seine Familie. In dem Zeitungsartikel war zu lesen, dass keiner seiner Kinder jemals ernsthaft erkrankten oder schlechte Zähne hatten. Beflügelt durch den Zeitungsartikel und seiner Zeit weit voraus, entwickelte Dr. Schnabel einen Ernährungsplan für die hungernden Menschen auf der ganzen Welt.

Basis dieses Ernährungsplanes war ein hochprozentiges Protein-Nahrungsergänzungsmittel aus Getreidegräsern. So kam es, dass seit Anfang der dreißiger Jahre Gerstengraspulver als „erste Multivitaminpille“ in den vereinigten Staaten verkauft wurde.

Mitte der dreißiger Jahre machte dann Dr. George Kohler von der University of Wisconsin eine wichtige Entdeckung. Er fand heraus, dass der höhere Nährwert der Milch, die die Kühe im Sommer gaben, von dem Gras kam, das sie fraßen. Er entdeckte auch, dass Milchkühe, die Getreidegras fraßen, eine viel höhere Milchleistung erbrachten. 1940 fand G. von Wendt dann heraus, dass Stillkinder von Müttern, die ihren Kindern Milch von Kühen gaben, die Sommergras gefressen hatten, sich wesentlich schneller und besser entwickelten als die Kinder, die Milch von Kühen bekamen, die Wintergras gefressen hatten.

Aufgrund dieser Entdeckungen verabreichte ein Arzt in Kansas City schwangeren Frauen, denen eine Fehlgeburt drohte, Getreidegras und erzielte damit große Erfolge.

Dr. Ann Wigmore- Mutter des Getreidesafts

Dr. Ann Wigmore konnte ihre Großmutter im ersten Weltkrieg dabei beobachten, wie diese verwundete Soldaten mit Weizen- und Gerstengras versorgte. Sie gab es ihnen zu trinken und band es ihnen auf die Wunden. Viele Jahre später, Wigmore war bereits von Litauen nach Amerika ausgewandert, erkrankte sie schwer an einer schmerzhaften Dickdarmentzündung. Sie erinnerte sich wieder an ihre Großmutter und an deren Heilkünste und so beschloss sie, sich selbst zu kurieren. Sie begann Weizen-und Gerstengras, welches in der Nähe ihres Hauses wuchs, auszukauen. Schon nach kurzer Zeit erholte sie sich von ihrer Erkrankung und berichtete, dass selbst ihr weiß gewordenes Haar wieder seine ursprüngliche braune Farbe bekam.

Sie begann den Saft auszupressen und zu trinken, schließlich war dies deutlich bequemer als die Gräser auszukauen. Angestachelt von ihren Erfolgen an ihrem Körper begann sie ihre Hunde und Katzen mit Grünsaftzusätzen aus Weizen- und Gerstengras zu füttern. Sie berichtete, dass auch ihre Tiere viel aktiver wurden und verjüngt wirkten.

„Gerstengras ist eines der besten Mittel zur Reinigung, Heilung, und Regenerierung und zum Schutz und zur Verjüngung unseres Gesundheitszustandes und Körpers." (Ann Wigmore in „Schlank, fit und gesund mit Weizengras")

Schnell verbreiteten sich Wigmores Erfolge und

Erfahrungen in ihrer Nachbarschaft und so begann sie schon recht bald auch ihre Nachbarn und Freunde mit Grünsaften zu versorgen. 1968 gründete sie das Hippocrates Health Institut mit Sitz in Boston. Hier behandelte sie vor allem Menschen, die an degenerativen Erkrankungen litten, bei denen die Schulmedizin nur wenig helfen konnte. Ihre Therapie bestand in der Verabreichung von Gerstengrassaft, Weizengrassaft und enzymreicher Rohkost. Sie betreute vor allem Menschen, die von Ärzten als „austherapiert“ galten und darauf war sie besonders stolz.

Diese Patienten hatten meist schon einen langen Leidensweg hinter sich in Form von chirurgischen Eingriffen und Strahlen- oder Chemotherapie. Tatsächlich erzählt man sich, dass manche Ärzte ihre unheilbare kranken Patienten zu Wigmore mit folgenden Worten schickten: „Wenn wir Sie jetzt dieser Frau übergeben, sterben Sie wenigstens aufgrund von Quacksalberei und nicht durch unsere Hände oder Methoden“. Viele Patienten waren so schwer krank, dass sie mit auf einer Bahre zu Wigmore gebracht wurden. Mit Hilfe ihrer Therapie verhalf sie den Patienten zur Genesung und zu einem besseren Wohlbefinden. Die Patienten verbreiteten ihre Geschichten und trugen so zur Bekanntheit von Dr. Ann Wigmore bei.

Dr. Ann Wigmore war überzeugt, dass Gersten- und Weizengrassaft so gut wie alle Krankheiten heilen kann. Gestärkt durch ihre Erkenntnisse und Erfolge begann sie auch Alkohol- und Drogenabhängige, zuckersüchtige Jugendliche, Menschen mit Erschöpfungszuständen, Patienten mit Infektionen und Menschen mit Mangelernährung zu behandeln. Hier erzielte sie ebenfalls große Erfolge.

Dr. Ann Wigmore gilt als Pionierin auf dem Gebiet der Erforschung von Gersten- und Weizengrassäften.

Dr. Yoshihide Hagiwara- Entdecker des Gerstengrases

1925 in Oita, Japan geboren erlebte Hagiwara den 2. Weltkrieg mit. Danach lebte er in Hiroshima und bekam dort die Auswirkungen der radioaktiven Strahlung hautnah mit. Im Jahre 1949 schloss er sein Universitätsstudium mit einem Diplom in Pharmakologie ab und eröffnete die Dr. Hagiwara Apotheke. Seine Freizeit verbrachte der Pharmakologe mit der Erforschung neuer Medikamente. Nachdem er mehrere erfolgreiche Arzneimittel entwickelt hatte, gründete Hagiwara eines der größten pharmazeutischen Unternehmen in Japan. Im Jahre 1960 bildete er sich weiter und wird zum Arzt für Allgemeinmedizin.

Am eigenen Leibe erfuhr Hagiwara, dass viele chemische Medikamente die Krankheitssymptome unterdrücken, die Ursache, nämlich die Erkrankung, nicht heilen. Nach einiger Zeit und einer Quecksilbervergiftung später fielen ihm im Alter von 38 Jahren die Zähne aus, seine physischen und psychischen Kräfte schwanden immer weiter und seine Haare ergrauten. All seine Versuche, sich mit Vitaminpillen und Hormonspritzen zu heilen, scheiterten kläglich. Er musste sich eingestehen, dass seine entwickelten Vitamintabletten und Medikamente gegen Erschöpfungszustände scheinbar völlig nutzlos waren!

Zusätzlich hatte Hagiwara sich aufgrund seiner beruflichen Situation eine ungesunde Ernährung und Lebensweise angeeignet. Er gönnte sich nur 3 Stunden Schlaf, aß Hamburger oder Reis mit Curry und spülte seine Mahlzeiten mit einem Softdrink hinunter. Er hatte über sein Leben die Aufgabe gestellt, einen Beitrag zur Gesundheit der Menschheit zu leisten. Seine eigene Gesundheit hatte er dabei völlig vernachlässigt. Als er zu dieser Erkenntnis kam, begann er sein Leben entscheidend zu ändern.

Er begann sich intensiv mit chinesischen Kräuterprodukten auseinander zu setzten. In seiner Kindheit war er schwer an Tuberkulose erkrankt und die traditionelle japanische Ernährungsweise mit Gemüse, Kartoffeln, Sojabohnen und Hirsebrei haben ihm nach eigenen Aussagen das Leben gerettet. Er war tatsächlich so scher erkrankt, dass es ihm ein Jahr lang nicht möglich war die Schule zu besuchen.

„In unserer prekären und belasteten Welt wird Gesundheit die Priorität Nummer 1. Verarbeiteten Nahrungsmitteln fehlt es oft an Vitaminen, Mineralien und den notwendigen Enzymen. Unter solchen Bedingungen fürchte ich, dass die menschliche Rasse sich in einigen Jahren nicht mehr gesund fortpflanzen kann." (Dr.Hagiwara)

Während seiner eingehenden Forschungen fand er die Bestätigung, dass die Kraft grüner Blätter als Nahrung die Quelle für das Leben und das Wohlergehen des menschlichen Körpers sind. Er nimmt an, dass der stetige Wegfall dieser natürlichen Kraft in der menschlichen Ernährung eine ernsthafte Bedrohung für die menschliche Gesundheit darstellt. Inspiriert durch die Aussagen von Hippokrates („Lasst eure Nahrung eure Heilmittel sein") und Shinhuang-ti („Die Ernährung ist es, die wahre Gesundheit erhält und zum besten Medikament wird") begab sich

Hagiwara auf die Suche nach einem Lebensmittel, dass die Gesundheit der Konsumenten fördert in dem es die Selbstheilungskräfte vitalisiert und belebt.

In der Erforschungszeit von grünen Gemüsesäfte und der Analyse ihrer Inhalte besuchte Hagiwara in der Sommerzeit einen Bauern auf der Chita-Halbinsel. Obwohl Sommer war, konnte Hagiwara zu seinem Erstaunen keine Reispflanzen finden, die in dieser Jahreszeit normalerweise überall in Japan wachsen. Als er den Bauern darauf ansprach, warum er sein Feld mit italienischen Roggengras, Roggen und großflächig mit tiefgrünen Hafer bewirtschafte, obwohl Reis im Verkauf 1600 Dollar pro Hektar und Roggenblättern nur 120 Dollar im Verkauf bringen, erhielt er eine für ihn wichtige Information. Der Bauer erzählte ihm, dass seine Kühe einen Mehrertrag von 4900 Dollar bringen, wenn er sie mit Roggenblättern statt Heu oder Weidengras fütterte. Zudem habe der Bauer festgestellt, dass die Zeit, in der eine Kuh Milch gibt, mit dieser speziellen Fütterung um fünf oder sechs Jahre verlängert wird.

Dr. Hagiwara untersuchte 200 natürliche Quellen von Chlorophyll auf ihre Nährstoffdichte und ihre Nährstoffzusammensetzung. Seine umfangreichen Forschungen brachten in zu folgender Erkenntnis: Die Triebe des grünen Gerstengrases haben eine große Menge an aktiven Bestandteilen. So ist es reich an Mineralien, Vitaminen, es enthält hochwertiges Eiweiß und viel Zellulose aber wenig Kalorien. Aus diesem Wissen entstand die „Green Barley Essence“, die bei uns unter dem Namen „Green Magma“ im Handel erhältlich ist.

1982 gewann Dr. Hagiwara mit diesem Produkt den „Pharmaceutical Service Award“ und im Jahre 1987 den Preis „Science and Technology Agency“. 1994 bekam er den „Drug and Medical Meritorius Service Award“, ein Verdienstorden. 1995 ehrte ihn die brasilianische Regierung mit einem Preis für die Verbesserung der Gesundheit der Weltbevölkerung.

1990 eröffnete Dr. Hagiwara in Kalifornien eine weitere Produktionsstätte für sein „Green Magma“.

Dr. Mary Ruth Swope- Expertin in Sachen Gerstengras

Seit mehr als fünfzig Jahren beschäftigt sich Swope mit Ernährungsberatung- und Erziehung. Nebenbei ist sie auch als Autorin. Ihr Buch „Green Leaves of Barley“ wurde mehrere hundertausendmal verkauft. Außer ihrem Doktortitel, den sie an der Columbia University in New York erwarb, hat sie weitere Universitätsgrade in South Carolina gemacht. Ihren Universitätsabschluss auf dem Gebiet Nahrungsmittel und Ernährung erwarb sie dann an der Universität von North Carolina.

Dr. Mary Ruth Swope war durch und durch eine Schulmedizinerin, die die Naturheilmediziner belächelt hat und sie als „Quacksalber“ bezeichnet hat. Erst nachdem ein naher Angerhöriger schwer erkrankte und sie mit ihrem schulmedizinischem Wissen nicht mehr weiter kam, entschied sie sich zähneknirschend für eine sogenannte Chelattherapie, die ein „Quacksalber“ durchführte. Aber diese Begebenheit änderte ihr ganzes Leben. Denn die Therapie schlug an, ihr lieber Verwandter gesundete!

Aber auch schon vor diesem Ereignis war sie ins Grübeln gekommen. Ihr wurde schmerzlich bewusst, dass ihre Patienten nie wirklich gesund wurden. Viel mehr war es so, dass die Krankheiten auf einem akzeptablen Niveau gehalten wurden. Diese Erkenntnis schockierte Swope so stark, dass sie begann ihr Wissen in Frage zu stellen. Am Ende dieses Prozesses war sie dann eine Verfechterin der ganzheitlichen und sanften Medizin geworden.

Wie viele andere schwört auch sie auf die Wirkung der grünen Blätter der Gerste. Sie sagt, dass viele Erkrankungen ernährungsbedingt entstehen und wie Menschen mit Hilfe des Gerstengrases diesen entgegenwirken können.

Rezepte

Mit Gerstengras können Sie nicht nur leckere Speisen und Drinks zubereiten. Gerstengras eignet sich auch gut zum Heilfasten. Das liegt daran, dass Gerstengras kein Fett, dafür aber viele Faserstoffe enthält. Pro 100 g enthält es lediglich 29 Kalorien. So stellt es auch einen guten Nahrungsersatz für Menschen mit Übergewicht dar. Gerstengras ermöglicht Ihnen überschüssiges Eiweiß und Fett abzubauen. Der Vorteil des Fastens mit Gerstengras liegt in der Milderung der Heilungskrisen und in der schnelleren Ausscheidung von gelösten Schlacken und Säuren.

Gerstengraspulver quillt in warmer Flüssigkeit stark und wirkt damit sehr sättigend. Sie haben aber auch die Möglichkeit statt Gerstengraspulver frischen Gerstengrassaft zu verwenden oder aber Sie mischen beides. Ebenfalls können Sie es mit dem Pulver der Afa-Alge mixen. 30 g Gerstengraspulver, das entspricht 3 Esslöffel des Pulvers, sollten Sie in 500 ml Flüssigkeit anrühren. Diese Portion ersetzt eine Vollwert-Mahlzeit!

Wenn Sie fasten, dann sollten Sie jeden morgen für eine Darmreinigung sorgen. Dies gelingt Ihnen am besten mit Magnesiumsulfat (1 Teelöffel auf ¼ Liter lauwarmes Wasser) oder mit Flosamenschalen (1 Esslöffel auf ¼ Liter Wasser). So verhindern Sie eine Rückvergiftung über die Darmwand und lösen verkrustete Schlacken aus den Darmzotten.

Beim Heil- oder Teilfasten erhalten Sie mit dem Gerstengras mehr als 20% leicht verdauliche Eiweiße. Das ist wichtig, denn nur so werden Ihr Gehirn und Ihre Nerven optimal versorgt. Die in dem Gerstengrassaft vork-ommende komplette Vitamin-B-Familie sorgt für einen stabilen Acetylcholin-Spiegel. Das verhindert, dass Sie während des Fastens nervös, ruhelos oder gar schlaflos werden.

Soßen und Dips

Soßen-Grundrezept

- 1 gehäufter Teelöffel Gerstengraspulver
- 200 g Gemüse (wahlweise Tomaten, Gurken, Kohlrabi, Zucchini)
- 1 Avocado
- 200 ml Kombucha Getränk

Zubereitung:

Pürieren Sie das harte Gemüse mit dem Kombucha-Getränk in einem Mixer. Geben Sie dann die weichen Gemüsesorten dazu und mixen Sie weiter. Rühren Sie dann das Gerstengraspulver ein.

Die Soße reicht für 4 bis 6 Personen. Wenn Sie sie luftdicht in einem Glas verschließen und sie im Kühlschrank lagern, dann bleibt die Soße einige Tage lang frisch.

Gerstengrassoße

- 4 Esslöffel kaltgepresstes Olivenöl
- ½ Liter Gerstengrassaft
- 1 zerkleinertes Lorbeerblatt
- 1 Messerspitze Kräutersalz
- 1 Esslöffel Mandelpulver
- 5 Tropfen Zitronensaft
- Je nach Belieben mit Knoblauch, geriebenem Meerrettich oder Dill verfeinern

Zubereitung:

Verrühren Sie alle Zutaten gut miteinander. Die Gerstengrassoße eignet sich auch gut als Dip für zum Beispiel Möhren- oder Selleriestifte.

Diese Soße enthält nur hochwertige Fette und senkt den Cholesterinspiegel.

Sauce Vinaigrette mit Gerstengrassaft

- 2 Esslöffel Obstessig oder Zitronensaft

- 4 Esslöffel Olivenöl

- Frische Kräuter (Schnittlauch, Petersilie, Dill usw.)

- 2 Esslöffel Gerstengrassaft

- Eine Brise Meeressalz

- 1 Messerspitze Cayennepfeffer

- Je nach Belieben 1 geriebene Knoblauchzehe

Zubereitung:

Hacken Sie die Kräuter klein und mischen Sie diese mit den anderen Zutaten.

Schoko-Gerstengras-Krokant (von Halima Neumann)

- 3 Esslöffel Gerstengraspulver

- 2 Esslöffel Mandelmilchpulver

- 1 Esslöffel Carob-Pulver

- 3 Esslöffel hochwertiges Olivenöl oder Hanföl

- 1 ½ Avocado

Zubereitung:

Rühren Sie das Mandelmilchpulver mit Carob und dem Öl glatt und fügen Sie die Avocado hinzu.

Der Dip kann mit nicht zu süßen Äpfeln, Beeren oder Rohkostgemüse verzehrt werden.

Drinks

Green Power

- 1 gehäufter Teelöffel Gerstengraspulver
- 1 gehäufter Teelöffel Afa-Algen-Pulver oder Spirulina Pulver
- 2 Teelöffel Flohsamenschalen (am Morgen zur Dammreinigung)

Zubereitung:

Rühren Sie alle Zutaten in ein Glas mit Wasser oder in stilles Mineralwasser.

Sie können diesen Drink 3x täglich zu sich nehmen oder aber bei Bedarf, zum Beispiel wenn Sie Müdigkeit und Konzentrationsprobleme verspüren.

Green Smoothie

- 1 Papaya (ohne Kerne)

- 1 Banane

- 2 Esslöffel Gerstengraspulver oder frischen Gersten grassaft

- 1 Glas stilles Wasser

- Option: Ein Esslöffel Bio Honig

Zubereitung:

Mixen Sie alle Zutaten bei mittlerer Stufe für 30 Sekunden in einem Mixer.

Dieser Drink enthält viel Kalzium, Eisen, Magnesium und hochwertiges Eiweiß.

Gerstengras-Smoothie

- 2 Bananen

- 1 Birne

- 1 Esslöffel Gerstengrassaft

- 1 Glas gereinigtes Wasser

- Option: 2 dünne Scheiben frischen Ingwer

Zubereitung:

Pürieren sie alle Zutaten auf Stufe zwei für etwa eine halbe Minute in Ihrem Mixer.

Tropischer Energie-Power-Smoothie

- 2 bis 3 Scheiben Ananas (nicht aus der Dose)

- 2 Tassen Bio-Apfelsaft

- 1 reife Banane

- 2 Teelöffel Gerstengraspulver

Zubereitung:

Verquirlen Sie alle Zutaten in Ihrem Mixer.

Anti-Stress- Trank

- 100 ml dunkelrote Beerensäfte von reifen Brombeeren, Heidelbeeren oder schwarzen Johannisbeeren
- 1 Esslöffel Spirulina-Pulver
- 2 Esslöffel Gerstengraspulver
- 2 Esslöffel Mandelmilch

Zubereitung:

Verflüssigen Sie in Ihrem Mixer die Beeren, bis Sie einen Saft enthalten. Mischen Sie die übrigen Zutaten hinzu.

Drink zur Nieren-Reinigung- und Stärkung (nach Halima Neumann)

- 1 Esslöffel Spirulina-Algen
- 2 Esslöffel Gerstengraspulver
- 300 ml Fruchtwasser von grünen Kokosnüssen

Option: 500 ml Wassermelonensaft und /oder Melonen-Fruchtfleisch

Zubereitung:

Verflüssigen Sie alles in einem Mixer und sieben Sie eventuelle Kerne aus.

Gerstengras/Mango-Smoothie

- 1 ganze reife Mango
- 50 g Gerstengras (oder 1 Esslöffel Gerstengraspulver)
- 2-3 Blätter frische Minze

Zubereitung:

Mango schälen und mit den restlichen Zutaten plus 250 ml Wasser in den Mixer geben. Fertig.

Apfeltraum-Smoothie

- 2 Äpfel

- 50 g Gerstengrassaft (oder 1 Esslöffel Gerstengraspulver)

- 1 Handvoll kernlose Weintrauben

- Option: 1 Esslöffel Biohoning

Zubereitung:

Schneiden Sie die Äpfel klein und geben Sie die Stücke mit den Weintrauben in den Mixer.

Fügen Sie anschließend den Gerstengrassaft hinzu.

Gerstengrassaft-Powerdrink

- 3 Karotten (Bioanbau)

- 100 g gemischte Sprossen (Option: Diverse Wildkräuter)

- 50 g Gerstengras (oder 1 Esslöffel Gerstengraspulver)

- 50 bis 100 ml Orangensaft

- 2 Scheiben frischen Ingwer

Zubereitung:

Sämtliche Zutaten in einen Mixer geben. Fertig.

Grüner Traum Smoothie

- 3 Esslöffel frisch gepressten Gerstengrassaft (oder 1 Esslöffel Gerstengraspulver)
- 1/8 Liter frisch gepresster Traubensaft
- 1 Esslöffel Kräutertee (zum Beispiel Brennnessel)
- Eine Brise Pfeffer

Zubereitung:

Vermischen Sie alles gut miteinander und schon erleben Sie einen grünen Traum!

So…

…ich wünsche Ihnen viel Spaß beim Ausprobieren all dieser köstlichen Rezepte. Sie sehen, mit Gerstengras können Sie jede Menge Speisen und Drinks herstellen, so dass Sie Ihren täglichen Speiseplan abwechslungsreich gestalten können!

(Kleines) Nachwort

Gerstengras ist ein ideales Lebensmittel für Gesundheit, Energie und Prävention.

Nutzen Sie das Wissen aus diesem eBook / Buch und versuchen Sie in den nächsten Tagen (Wochen) einige hier erwähnte Rezepte auszuprobieren. Spüren Sie was passiert, spüren Sie wie Ihr Körper und Ihr Geist auf Gerstengrassaft reagiert.

Ich hoffe sehr, dass Sie in diesem eBook / Buch das gefunden haben, was Sie gesucht haben und wünsche Ihnen viel Gesundheit und Lebensfreude.

Ihr
Michael Iatroudakis

Bezugsquellen:

www.amazon.de (Suchwort: Gerstengras /Saft)

www.vitanatura.de (Gerstengraspulver BIO)

www.naturprodukte-blum.de (BIO)

www.bioinsel-shop.de

Über den Autor

Lizenzierter Fitnesstrainer und -Lehrer, zertifizierter MovNat-Trainer, Ausbildung zum Heilpraktiker, Ernährungsberater. Befasst sich seit über 15 Jahren mit alternativen Heilmethoden und Energiearbeit.

Bereits erschienen (Bücher / eBooks):

Die Matrix-Diät „Abnehmen m. Körper, Geist & Seele"

Der Smoothie-Guide …ein unterhaltsamer Ratgeber

Xylit „Das süße Wundermittel"

Der Paleo-Lifestyle: Steinzeitfitness im 21. Jahrhundert

Der Matcha Tee: Das grüne Wunder aus Japan

Das Kokosöl: Das Geheimnis äußerer Schönheit, stabiler Gesundheit und grenzenloser Energie

Die Steinzeit-Diät: In 28 Tagen zum Wohlfühlgewicht

Die Smoothie-Diät: Gesund und lecker abnehmen mit selbstgemachten Smoothies

Kolloidales Silber: Das natürliche Antibiotikum für Mensch, Tier und Pflanze

Moringa Baum: Der Wunderbaum für Ihre Gesundheit

Die Zistrose: Das Wunderkind unter den Heilpflanzen

Omega 3: Die wiederentdeckte Fettsäure gegen Herz-Kreislauferkrankungen, Alzheimer, Depressionen, Arthrose, ADHS und Entzündungen

4 SuperFoods: Matcha-Tee, Kokosöl, Moringa-Baum, Zistrose (Sammelband 1)

Vitamin D: Das Superhormon gegen Herz-Kreislauferkrankungen, Krebs, Depressionen, Grippe und mehr…

Projekt Diät: Artgerecht zum Wohlfühlgewicht / Sammeband

Wasser: Das Lebenselixier für Gesundheit, Vitalität und Wohlbefinden

Vitamin K: Das vergessene Vitamin

Der Vitamin D & K Faktor: Der Rundumschutz für chronische Erkrankungen

4 Super-Foods: Vitamin D, Wasser, Gerstengrassaft, Omega 3 (Sammelband II)

Die Steinzeiternährung / Paleo 30: Das 30 Tage Programm für Anfänger

Krafttraining: Kraft ist die bessere Medizin / Krafttraining für Anfänger

Die Löffel-Liste: Dinge die Sie tun sollten bevor Sie ablöffeln

Therapie: Sport - Die unterschätzte Heilkraft der Bewegung

Smoothie Guide Kompakt: Wie Eltern es schaffen, dass ihre Kinder Obst und Gemüse essen

Weitere Neuerscheinungen siehe unter:

www.my-kindle-ebooks.de

Homepage:

www.my-kindle-ebooks.de

www.smoothie-guide.de

www.xylit-xylitol.com

www.der-paleo-lifestyle.de

Ich gebe Ihnen eine Garantie

Mir ist es sehr wichtig, dass Sie aus diesem eBook / Buch den größtmöglichen Nutzen ziehen. Sollten Sie dennoch enttäuscht sein und Sie keinerlei Nutzen verzeichnen könnten, dann schreiben Sie mir eine E-Mail und ich erstatte Ihnen ohne Wenn und Aber den Kaufpreis zurück.

In dieser Hinsicht vertraue ich Ihnen als ehrlichem Menschen.

Bitte um ein Feedback

Eine persönliche Bitte:

Sollte irgendetwas in diesem eBook / Buch nicht stimmen.

Sollte eine Behauptung nicht richtig sein.

Haben Sie einen Abschnitt/ein Kapitel nicht verstanden?

Haben Sie sich über einen Satz/einen Abschnitt aufgeregt?

Habe ich Sie in irgendeinem Satz beleidigt?

Habe ich irgendwo undeutliche Formulierungen benutzt?

Und ergänzend alles andere…

Dann nehmen Sie mit mir Kontakt auf:

info@my-kindle-ebooks.de

Dieser Weg ist mir lieber, als wenn der Leser dieses eBook / Buch mit negativen Gefühlen beschließt.

Berichten Sie mir Ihre persönlichen Erfahrungen mit Gerstengrassaft, ich würde mich über Ihr Feedback freuen…

Rechtliches

Haftungsausschluss/Disclaimer

Der Besuch unserer Seiten kann nicht den Arzt ersetzen. Suchen Sie bei unklaren oder heftigen Beschwerden unbedingt einen Arzt auf! Die Informationen auf unseren Seiten sind vom Autor und Verlag sorgfältig recherchiert und zusammengestellt worden.

Dennoch kann keine Garantie übernommen werden. Die hier dargestellten Informationen dienen nicht Diagnosezwecken oder als Therapieempfehlung. Eine Haftung des Autors und Verlages für Personen-, Sach- und Vermögensschäden durch die Gesundheitstipps und Rezepte auf unseren Seiten wird ausgeschlossen.

Herausgeber:

Michael Iatroudakis
Drewitzer Str. 1
14478 Potsdam
Tel. 0160-12 444 15
Email: info@my-kindle-ebooks.de

Quellenangaben:

(Für externe Inhalte der Webseiten übernehmen der Verlag und der Autor keine Haftung bzw. Verantwor tung)

Gerstengrassaft: Verjüngungselixier und nature sunder Power-Drink. Schnell zubereitet und urge sund wirkt Gerstengrassaft wahre Wunder. Ein perfektes ... mit einem vollkommmenen Vitalstoff-Komplex / von Barbara Simonsohn

http://www.zentrum-der-gesundheit.de/gerstengrassaft.html

http://de.wikipedia.org/wiki/Gerste

http://www.gesundheitlicheaufklaerung.de/gerstengras-wirkung-und-inhaltsstoffe-von-einem-der-wertvollsten-lebensmittel

Stopp! Die Umkehr des Alterungsprozesses / von Andreas Campobasso

Lang leben ohne Krankheit: Diät und Gesundheits tipps vom Entdecker des Enzym-Faktors / von Hiromi Shinya

5829543R00050

Printed in Germany
by Amazon Distribution
GmbH, Leipzig